BEI GRIN MACHT SICH IHR WISSEN BEZAHLT

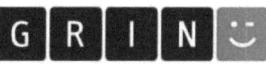

Arbeitsintegriertes Lernen und lernförderliche Arbeitsgestaltung. Kennzeichnung, Förderung und Anwendbarkeit auf die Altenpflege

Inga Ungruh

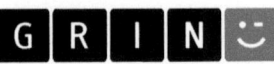

Bibliografische Information der Deutschen Nationalbibliothek:

Die Deutsche Nationalbibliothek verzeichnet diese Publikation in der Deutschen Nationalbibliografie; detaillierte bibliografische Daten sind im Internet über http://dnb.d-nb.de abrufbar.

ISBN: 9783389096611
Dieses Buch ist auch als E-Book erhältlich.

Druck und Bindung: Books on Demand GmbH, Norderstedt Germany
Gedruckt auf säurefreiem Papier aus verantwortungsvollen Quellen

Das vorliegende Werk wurde sorgfältig erarbeitet. Dennoch übernehmen Autoren und Verlag für die Richtigkeit von Angaben, Hinweisen, Links und Ratschlägen sowie eventuelle Druckfehler keine Haftung.

Das Buch bei GRIN: https://www.grin.com/document/1525505

Universität Vechta

Fakultät I

Arbeitsintegriertes Lernen und lernförderliche Arbeitsgestaltung

Wie kann arbeitsintegriertes Lernen und lernförderliche Arbeitsgestaltung gekennzeichnet und gefördert werden und inwieweit sind diese Fördermöglichkeiten auf die Altenpflege anwendbar?

Inga Ungruh

██████

Studienfach: Gerontologie

Wintersemester 2023/24

Modul: Lebenslanges Lernen und Bildung im Alter

████████████

Abgabe: 21.02.2024

Inhaltsverzeichnis

1. Einleitung

„Arbeit 4.0" wird als Oberbegriff für den aktuellen Wandel der Arbeitswelt verwendet. Genauer betrachtet ist erkennbar, dass sich hinter diesem Schlagwort mehrere Megatrends verstecken, welche diesen Wandel antreiben. Darunter sind die digitale Transformation, die Alterung der Gesellschaft, sowie der Belegschaft, die Entwicklungen zur Wissens- und Innovationsökologie oder auch die zunehmende Individualisierung und der zu erkennende Wertewandel. Die Arbeit 4.0 wirkt sich dabei tiefgreifend auf die Unternehmen, aber auch auf die einzelnen Individuen aus (Vgl. Rump & Eilers 2017, S. 3f.). Diese Auswirkungen sind vielzählig, wobei in dieser Arbeit ein besonderer Fokus auf die mit dem Wandel zusammenhängenden Kompetenzanforderungen gelegt wird. Diese Veränderungen bedürfen einer hohen Anpassungsfähigkeit und Lernbereitschaft seitens der Individuen. Besonders die digitale Transformation fordert von ihnen eine stetige Weiterbildung ihrer Qualifikationen, durch neue Anforderungen an ihre Fähigkeiten und Kompetenzen (Vgl. Helferich & Peil 2019, S.91 ff.). Eine einmalige Berufsausbildung und durch Spezialisierung und Routine, erworbene Handlungsmuster sind daher heutzutage nicht mehr ausreichend. Das bedeutet nicht, dass fachfundierte Kenntnisse unwichtiger sind als früher, sondern, dass diese vielmehr als selbstverständliche Handlungsressource gelten und darüber hinaus erwartet wird, dass die eigenen Fähigkeiten stetig im Sinne eines Kompetenzmanagements angereichert werden (Vgl. Richter et al. 2018, S. 226). Genauer erfordert der Wandel berufsbezogenes lebenslanges Lernen, wobei eine lebenslange Weiterbildung der Mitarbeitenden dem Unternehmen dabei hilft, wettbewerbsfähig und flexibel zu bleiben und diesen Wandel zu meistern (Vgl. Helferich & Peil 2019, S.91 ff.).

Durch den oben angeführten demografischen Wandel wird die Belegschaft deutlich älter und verweilt durch die Anhebung des Rentenalters auf das 67. Lebensjahr länger im Beruf. Daher ist auch die Betrachtung wichtig, ob bzw. wie ältere Mitarbeitende die folgenden Lernformen nutzen können, um lebenslang zu Lernen um nicht durch den schnellen Wandel dequalifiziert zu werden. Dazu ist zu erwähnen, dass ältere Mitarbeitende nicht schlechter Lernen als junge, sondern anders. Dazu zählt, dass sie Sinnhaftigkeit des Lernens, also, dass sie wissen, wofür es gut ist, dass sie etwas Neues lernen oder auch die Sinn- und Strukturzusammenhänge müssen für Ältere erkennbar sein bzw. gemacht werden. Auch lernen sie eher aktivitätsorientiert und vorzugsweise selbstgesteuert, so erfolgt ein positiver Lernerfolg erst durch die Eigeninitiative, das bedeutet Lernprozesse können geleitet und angeregt werden, aber der entscheidende

Antrieb geht von der lernenden Person aus. Zuletzt ist das Lernen Älterer durch den Bezug zur Anwendung und durch Veranschaulichung geprägt. Dass bedeutet es sollte praxisnah, bzw. praxisbezogen stattfinden und möglichst verschiedene Wahrnehmungskanäle ansprechen, um das Erlernte vielfältig und schnell zu speichern (Vgl. Brünner 2007, S.118 ff.). Die Betrachtung, ob die Lernformen diesbezüglich geeignet sind, erfolgt in den einzelnen Unterkapiteln.

Arbeitsintegriertes Lernen und eine lernförderliche Arbeitsgestaltung sind zwei Aspekte des lebenslangen Lernens, die bei der Umsetzung von dem oben beschriebenen Wandel ansetzen. Innerhalb dieser Arbeit sollen beide Aspekte genauer betrachtet werden, um die Fragestellung zu beantworten, was arbeitsintegriertes Lernen und lernförderliche Arbeitsgestaltung kennzeichnet, wie mögliche Fördermöglichkeiten jeweils aussehen können und wie diese in der Altenpflege umgesetzt werden können. Dafür wird eingangs arbeitsintegriertes Lernen definiert und genauer erläutert und darauffolgend Fördermöglichkeiten dargestellt. Aufbauend darauf soll die lernförderliche Arbeitsgestaltung ebenfalls definiert, anhand eines Konzeptes genauer erläutert und abschließend mögliche Fördermöglichkeiten angeführt werden. Abschließend sollen diese Fördermöglichkeiten dann auf die Altenpflege angewendet werden, um Anwendungsmöglichkeiten und -barrieren aufzuzeigen und den Zusammenhang von arbeitsintegriertem Lernen und lernförderlicher Arbeitsgestaltung zu erarbeiten.

2. Arbeitsintegriertes Lernen

2.1 Definition und Begriffserklärung

Eingänglich ist zu erwähnen, dass in der Literatur keine einheitliche Definition von arbeitsintegriertem Lernen zu finden ist. Eine weit verbreitete ist jedoch die nach Peter Dehnbostel: „[arbeitsintegrierte Lernformen] zeichnen sich durch die gezielte Verbindung von Arbeit und Lernen inmitten der Arbeit aus. Örtlich und räumlich entsteht ein organisatorisch-struktureller Rahmen der das Lernen in der Arbeit – zumeist unter didaktisch-methodischen Gesichtspunkten- unterstützt, fordert und fördert und zugleich gestaltend auf die Arbeit einwirkt" (Dehnbostel 2018, S.).

In der Literatur findet häufig der Oberbegriff des Lernen im Prozess der Arbeit Anwendung, mit welchem unter anderem Attribute wie arbeitsintegriertes, arbeitsgebundenes, arbeitsverbundenes und arbeitsorientiertes Lernen verbunden werden. Die Gemeinsamkeit all dieser Begriffe ist die Verknüpfung von Arbeiten und Lernen, wobei arbeitsgebundenes Lernen beispielsweise das Lernen im Arbeitshandeln beschreibt, also wenn Arbeitsplatz und Lernort identisch sind. Arbeitsverbundenes Lernen bezieht sich auf die Verbindung von Lernen und Arbeitsplatz. Beim arbeitsorientierten Lernen findet hingegen eine räumliche und arbeitsorganisatorische Trennung statt, wobei sich die Lernumgebung jenseits des unmittelbaren Arbeitsvollzug befindet, sich die Problemstellungen und Erfahrungen aber auf die Arbeit direkt beziehen (Vgl. Kirchhöfer 2004. S. 76f.). Welcher dieser Begriffe zur Erarbeitung dieses Themas betrachtet wird, ist nach Kirchhöfer unwichtig, „wenn nur der weite Sinn des Arbeitsbezugs erfasst wird" (Kirchhöfer 2004, S.77). Demnach bezeichnet Lernen im Prozess der Arbeit, ungeachtet der einzelnen Unterbegriffe, immer „ein arbeitsbegleitendes Lernen, das durch arbeitsnahe Kontexte und lernförderliche Arbeitsformen zu einer tätigkeitsbezogenen Erweiterung, Neustrukturierung oder Löschung vorhandener Kompetenzen eines individuellen oder kollektiven Subjekts in der Erwerbsarbeit führt" (Kirchhöfer 2004, S.76).

Grundlegend für das Verständnis von arbeitsintegriertem Lernen ist zudem die Einordung des Begriffes des Lernens. Arbeitsintegriertes Lernen findet informell statt, das heißt, dass es im Alltag, beispielsweise am Arbeitsplatz oder privaten Umfeld geschieht und nicht zur Zertifizierung führt. Es ist oftmals bis auf vereinzelte Ausnahmen nicht zielgerichtet und daher in der Regel nicht intentional (Vgl. Kommission der Europäischen Gemeinschaft 2000, S.9f.).

Welche Aktivitäten dem informellen arbeitsintegrierten Lernen zugeordnet werden können, hat beispielsweise *Helferich* (2017) in einer Meta-Analyse extrahiert. Dabei ergaben sich die, aus der Tabelle zu entnehmenden, informelle Lernaktivitäten.

- *Beobachtung und Nachahmung*
- *Reflexion, zum Beispiel Fehler mit Kollegen und Vorgesetzen diskutieren*
- *Kollaboration, zum Beispiel Teamwork, mit Kunden arbeiten oder in Projekten als Experte teilhaben*
- *Feedback geben und erhalten, zum Beispiel Vorgesetze fragen*
- *Wissen und Ressourcen teilen, zum Beispiel Informationen erhalten oder Personen identifizieren, die einem weiterhelfen könnten*
- *von den Interaktionen mit anderen lernen wie zum Beispiel an Ausstellungen und Konferenzen teilnehmen oder anderen Fragen stellen*
- *Recherche, zum Beispiel im Internet suchen, Magazine durchschauen oder andere Medien nutzen*
- *Lernen im Job (Alltag), zum Beispiel aufkommende Probleme lösen*
- *Lernen, indem man etwas Neues ausprobiert, zum Beispiel mit schwierigen Rollen umgehen und Aufgaben lösen oder durch Versuch und Irrtum*
- *Lernen durch Erfahrung, wie zum Beispiel mit anderen gemeinsam Arbeiten*
- *Artikulation, zum Beispiel Artikel schreiben oder ein Job-Tagebuch führen*
- *Mentoring/Coaching/Supervision*
- *Sich laufend auf dem neusten Stand halten*
- *Außerhalb des Berufs (zum Beispiel durch Freunde, Familie, Ehrenamt) lernen*

Tabelle 1 Richter 2020, S. 40

Bei vielen dieser Aktivitäten ist zu erkennen, dass sie im Arbeitsprozess und ohne die Intention zu Lernen stattfinden, wie beispielsweise das Lernen durch Erfahrung oder die Reflexion eigener Fehler. Ebenfalls zu erkennen sind aber auch andere Formen informellen Lernens, wie Mentoring bzw. Coaching oder gezielte Kollaborationen in Projekten, die zielgerichteter, also intendiert sind. Zu erkennen ist zudem, dass fast alle dieser Lernaktivitäten andere Personen einschließen, wodurch das Eingangsproblem der digitalen Transformation einige Chancen birgt, da durch die neuen technologischen Möglichkeiten weitere Austausch und Lernmöglichkeiten, durch Videokonferenzen, moderne Kommunikationswege oder Social Media entstehen (Vgl. ebd., S. 40f.).

Nun soll aufbauend auf die Definition von arbeitsintegriertem Lernen und der Vorstellung von Lernaktivitäten, die unter diesem Begriff zu verstehen sind, vorgestellt werden, wie arbeitsintegriertes Lernen in der Praxis gefördert werden kann.

2.2 Fördermöglichkeiten arbeitsintegrierten Lernens

Vor der genaueren Betrachtung von Fördermöglichkeiten für arbeitsintegriertes Lernen soll eingangs eine Methode angeführt werden, die genutzt werden kann, um die Lernkultur einer Organisation zu analysieren und diese anschließend anhand der Defizite zu verbessern. Die Lernkulturanalyse nach *Seufert et al.* (2007) analysiert über validierte Fragebögen für Mitarbeitende und Führungskräfte fünf Aspekte von Lernkultur. Besondere Betrachtung liegt dabei unter anderem auf der Befähigung der Mitarbeiter zum eigenverantwortlichem Lernen, der Sicherung von organisatorischen Rahmenbedingungen zum Lernen sowie auf der vielfältigen Gestaltung des Lernens durch formelle und informelle Lernformen. Darüber hinaus stehen auch die Lernförderlichkeit der Führungskräfte sowie das *Learning Value Management,* d.h. die genaue Auswertung des Lernbeitrages, im Fokus. Ziel dieser Analyse ist es eine Auskunft über die Ausprägung dieser Dimensionen in einem bestimmten Unternehmen zu geben und darüber hinaus ein *brenchmarking* zwischen verschiedenen Unternehmen und Organisationseinheiten durchzuführen zu können. Daraus können der Entwicklungsstand und Entwicklungsmöglichkeiten des bestimmten Unternehmens gezogen werden (Vgl. Seufert & Meier 2016, S. 562 ff.).

Im Bereich möglicher Fördermöglichkeiten arbeitsintegrierten Lernens fällt der Forschungsstand verhältnismäßig gering aus. Zum einen kann gesagt werden, dass die oben genannten Lernaktivitäten gefördert bzw. erstmal zugelassen werden können, so beispielsweise die Möglichkeit zu geben, selbst auszuprobieren, Gruppenarbeiten zu machen oder regelmäßig Feedback zu erhalten. Wenn diese Aspekte durch Leitungspersonen oder die Arbeitsstruktur verhindert oder behindert werden, kann das dazu führen, dass arbeitsintegriertem Lernen entgegengewirkt wird. Eine spezifischere Methode wäre das Microtraining nach *Vries et al.* (2009), welches aus ansprechenden und motivierenden Kurzeinheiten besteht und gemeinsames Lernen mit dem Arbeitsalltag verbindet. Diese kurzen Lerneinheiten sind je circa 15 Minuten lang und beinhalten immer Elemente, wie einen Start, eine Demonstration oder Übung, ein Feedback oder eine Diskussion und einen gemeinsamen Ausblick auf weitere Lerneinheiten. Welche der Elemente bei mehreren Möglichkeiten gewählt wird, hängt von den Umständen und Randbedingungen ab. Lerneinheiten können hierbei sowohl face-to-face, online oder in einem Blended-Learning-Szenario integriert sein, jedoch immer innerhalb des Arbeitsalltages. Durch diese Lerneinheiten werden Mitarbeitende animiert, ihr Wissen mit anderen zu teilen und Beiträge zu liefern, die dem gesamten Unternehmen weiterhelfen. Werden mehrere Microtraining-Einheiten zu einem Thema benötigt, so wird diese Serie von einer Einleitung, in der beispielsweise auch die Unterthemen der folgenden Einheiten festgelegt werden, und einem Abschluss eingerahmt. Microtrainings sind somit kurze Lernsequenzen mit möglichst geringer Störung des Arbeitsalltages, die auf die Förderung informellen arbeitsintegrierten Lernen abzielen (Vries et al. 2009, S. 128 ff.).

In vielen Werken wird zudem die Rolle der Führungskraft stark betont. Demnach ist diese oftmals der/die entscheidende Treiber*in in Bezug auf arbeitsintegriertem Lernen. So haben Forschungen ergeben, dass Mitarbeitende unter hoher lernorientierter Führung die Lehrhaftigkeit ihrer Arbeit signifikant höher einschätzen als Mitarbeitende unter einer gering lernorientierten Führung. Daher wird empfohlen, dass die Förderung arbeitsintegrierten Lernens zum Aufgabenprofil der Führungskräfte und nicht beispielsweise der Personalabteilung gehören. Dafür sollten diese dabei Unterstützung finden und bei großen Unternehmen mit mehreren Bereichs- und Teamleitungen können hierbei beispielsweise auch Führungskräftemeetings helfen, bei denen sich über Erfahrungen und Strategien zur Förderung arbeitsintegrierten Lernens ausgetauscht werden kann (Vgl. Richter et al. 2018, S. 336 ff.).

Um an dieser Stelle erneut auf die in der Einleitung erläuterten, altersbedingten Veränderungen von Lernen einzugehen, kann erkannt werden, dass arbeitsintegriertes Lernen auch für ältere Mitarbeitende hilfreich ist. Wie oben genannt lernen ältere Menschen anwendungsbezogen, also praxisnah, was ein Kernelement dieser Lernform ist. Zudem ist auch die Eigeninitiative und Autonomität beim Lernen, welche besonders für ältere Menschen wichtig sind, beim arbeitsintegrierten Lernen gegeben, da viele zu fördernde Lernaktivitäten darauf beruhen, wie beispielsweise Lernen durch das Probieren von Neuem oder auch das Lernen durch die Lösung aufkommender Probleme. Microtraining beinhaltet ebenfalls diesen Aspekt der Eigeninitiative, da es Anregung und Möglichkeiten zum Lernen gibt, aber den eigentlichen Antrieb zum Lernen durch die individuelle Person entstehen muss.

3. Lernförderliche Arbeitsgestaltung

3.1 Definition und Konzept

Lernförderliche Arbeitsgestaltung besitzt, ebenso wie das arbeitsintegrierte Lernen, keine einheitliche Definition. Jedoch ist hier die Ausgangslage deutlich einheitlicher. Demnach ist die weit verbreitete Auffassung, dass lernförderliche Arbeitsgestaltung die Bedingungen von Tätigkeiten beschreibt, die im Arbeitsalltag, bzw. im Arbeitsprozess Lernprozesse der

Mitarbeitenden begünstigen oder zumindest lerngünstige Voraussetzungen schaffen (Bigalk 2006, S.38).

Zur Erarbeitung des genaueren Konzeptes der lernförderlichen Arbeitsgestaltung wird sich in dieser Arbeit mit der Überblicksstudie von *Parker* aus dem Jahr 2017 auseinandergesetzt. Diese verwendet zur Systematisierung und Auswertung des Forschungsstandes zum Zusammenhang von Arbeitsgestaltung sowie lern- und entwicklungsbezogenen Wirkvariablen das *Work Design Growth Model*, welches das Konzept lernförderlicher Arbeitsgestaltung widerspiegelt. Dieses wurde von der Autorin entwickelt und ist in Abbildung 1 zu erkennen. Links im Modell sind die lernförderlichen Arbeitsmerkmale aufgelistet, welche auf die kognitiven, motivationalen und behavioralen Prozesse einwirken, und so kurzfristige oder sogar langfristige Lernergebnisse erzielen. Diese Kriterien lernförderlicher Arbeitsgestaltung können somit bei aktiver Anwendung auf die Kompetenzentwicklung einwirken. Jedoch sind diese nicht als Gütekriterien für eine gute Lernförderung zu sehen, „denn ob sie auf das Lernen fördernd oder behindernd wirken, hängt wesentlich von individuellen Merkmalen wie dem Entwicklungsstand, den Einstellungen und der Lernbiografie des Einzelnen ab" (Dehnbostel 2018, S.290). Zudem ist die Anwendung auch davon abhängig, ob die Kriterien aufgrund von unternehmensbezogenen Begebenheiten wie Branchenzugehörigkeit, Betriebsgröße, Arbeits- und Organisationskonzepte und Unternehmenskultur greifen (Vgl. ebd., S.290).

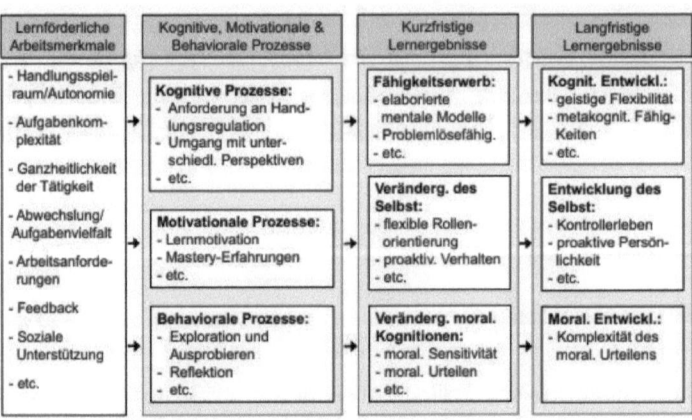

Abbildung 1: Work Design Growth Model nach Parker (2017) (Vgl. Schaper 2021, S. 359)

Die Annahme dieses Modells ist es, dass „bestimmte Merkmale der Arbeitsgestaltung mehrere wichtige Lernergebnisse als abhängige Variablen durch kognitive, verhaltensbezogene Faktoren, und affektive Prozesse als vermittelnde Variablen beeinflussen" (Schaper 2021, S. 359). Diese vermittelnden Prozesse wirken sich schließlich auf drei Schlüsselkategorien von kurzfristigen Lernergebnissen aus, genauer dem Fähigkeitserwerb, der Veränderung der Selbsteinschätzung und der Veränderung moralisch-kognitiver Fähigkeiten. Weiter nimmt das Modell an, dass sich diese Effekte im Verlauf der Zeit anhäufen bzw. zusammentragen und so zu längerfristigen Ergebnissen führen. Diese Ergebnisse können in die Bereiche der kognitiven Entwicklung, der Selbstentwicklung und der Entwicklung moralisch-kognitiver Fähigkeiten gegliedert werden. Die Autorin betrachtet in ihrer Überblicksstudie bestimmte Ausschnitte der Modellzusammenhänge und erörtert bzw. betrachtet diese vor dem Hintergrund des vorhandenen Forschungsstandes (Vgl. Schaper 2021, S. 359-363). Innerhalb dieser Arbeit wird sich lediglich genauer mit den einzelnen, im Modell beschriebenen Aspekten auseinandergesetzt, die mittels dieses Forschungsstandes erarbeitet wurden, um ein besseres Verständnis für lernförderliche Arbeitsgestaltung zu bekommen. Dabei werden die einzelnen lernförderlichen Arbeitsmerkmale genauer betrachtet, die sich, wie oben beschrieben, mittels motivationaler, behavioraler und kognitiver Prozesse auf die Lernergebnisse einwirken. Handlungsspielraum bzw. Autonomie fördern das Lernen, indem der/die Mitarbeitende befähigt wird, selbst Strategien zu entwickeln oder Entscheidungen zu treffen, um mit verschiedenen Handlungssituationen umzugehen, Feedback zu erhalten und daraus zu lernen. Feedback bedeutet hier nicht gleich die Rückmeldung anderer, sondern vielmehr die Erkenntnis, dass eine bestimmte Handlungsweise in einer spezifischen Situation ein jeweiliges Ergebnis erzeugt und damit einhergehend die Frage, ob dies erwünscht ist oder nicht. Dieser Vorgang ist ein Lernprozess (Vgl. Parker 2017, S.11 f.). Weiter wird Lernen auch durch die Komplexität der Aufgaben gefördert, da komplexere Aufgaben mit komplexeren Verfahren zur Lösungssuche einhergehen, bei welchen beispielsweise mehrere Variablen zugleich betrachtet und einbezogen werden müssen und so viele Lernchancen bieten (Vgl. Bigalk 2006, S.46 f.). Bei der Ganzheitlichkeit der Tätigkeit und der Aufgabenvielfalt entsteht die Förderung von Lernen dadurch, dass die Individuen dazu gebracht werden, breitere Perspektiven einzunehmen und neues Fachwissen zu erkunden (Vgl. Parker 2017, S. 15). Die Forschung zu Arbeitsanforderungen als lernförderliches Arbeitsmerkmal sind sehr durchmischt, da beispielsweise konträre Ergebnisse darüber bestehen, ob herausfordernde Arbeitsanforderungen Lernen fördern oder hemmen, wobei mehrmals erkannt wurde, dass moderate Arbeitsanforderungen fördernd auf die Lernbereitschaft einwirken (Vgl. Parker

2017, S. 13 ff.). Lernen kann auch durch Feedback angeregt werden, denn dadurch können Ist-Soll-Vergleiche gemacht werden, wodurch u.a. Korrekturen am Verhalten der Individuen gemacht werden können, die wiederum zur Folge haben, dass etwas gelernt wird. SO wird beispielsweise gelernt, was beim nächsten Mal anders gemacht werden muss. Andererseits kann positives Feedback auch Lerneffekte mit sich bringen, da beispielsweise erkannt wird, dass eine bestimmte Strategie bzw. ein bestimmtes Verhalten zielführend und am nützlichsten zur Erreichung eines bestimmten Ergebnisses ist (Vgl. Bigalk 2006, S. 51 ff.). Zuletzt kann Lernen durch soziale Unterstützung über den Austausch mit Anderen und den damit einhergehenden Wissensaustausch und über das Meistern von Herausforderungen gefördert werden. Letzteres kann beispielsweise dadurch entstehen, dass Mitarbeitende, die eine sehr unterstützende Führungskraft haben, ein größeres Selbstbewusstsein sowie höhere Leistungserwartungen entwickeln und dazu ermutigt werden, neue Kompetenzbereiche zu erkunden (Vgl. Parker 2017, S. 15 f.).

Nachdem nun lernförderliche Arbeitsgestaltung genauer erläutert wurde, soll im nächsten Schritt untersucht werden, wie diese in der Praxis gefördert werden kann.

3. 2 Fördermöglichkeiten lernförderlicher Arbeitsgestaltung

Lernförderliche Arbeitsgestaltung kann auf verschiedene Arten gefördert werden, dazu zählen u. a. arbeitsstrukturelle Veränderungen der Tätigkeit, bestimmte Formen der Gruppenarbeit, der Einfluss der Führungskräfte auf die lernförderliche Arbeitsgestaltung und die Berücksichtigung von Aspekten der Laufbahngestaltung. Diese Ansätze basieren alle auf den lernförderlichen Merkmalen von Arbeitsgestaltung (Schaper 2021, S. 368). Aufgrund der hohen Komplexität des Themas wird sich im Folgenden auf einen Ausschnitt möglicher Fördermöglichkeiten beschränkt, die sich in dem Beitrag von *Schaper* (2021) wiederfinden.

Arbeitsstrukturelle Veränderungen können beispielsweise Maßnahmen, wie *job enlargement, job enrichment und job rotation* sein, die im Folgenden kurz erläutert werden sollen. *Job enlargement* bezeichnet die quantitative Ausweitung der Arbeitstätigkeit, indem beispielsweiseähnlicher Aufgaben, zusammengefasst werden, sodass sich der Arbeitsumfang für die Arbeitnehmer*innen erweitert. Dadurch soll eine größere Anforderungsvielfalt und größere Kenntnis- und Fertigkeitsansprüche entstehen. Nachteilig an dieser Maßnahme ist, dass sie keine nachhaltige Kompetenzentwicklung mit sich bringt, die Arbeitszufriedenheit

9

mindert und zu größeren Fehlerraten bei der Arbeitsumsetzung führt. *Job enrichment* ist im Gegensatz dazu eine Gestaltungsmaßnahme, die auf eine qualitative Erweiterung der Aufgaben abzielt. Ziel ist es, der Arbeitskraft die Möglichkeit zu geben, seine Arbeit eigenständig zu planen, arbeitsbezogene Entscheidungen zu treffen sowie Ergebnisse der Arbeit zu kontrollieren. Die auszuführenden Aufgaben werden so um eine größere Autonomie und die stärkere Einbindung in Entscheidungsprozesse angereichert. Dadurch trägt *job enrichment* zur Persönlichkeits- und Kompetenzentwicklung bei. Zuletzt ist unter *job rotation* das systematische Wechseln von Aufgaben innerhalb eines Arbeitsbereiches zu verstehen. Arbeitskräfte wechseln hier geplant regelmäßig ihre Aufgabe mit anderen Arbeitskräften des gleichen Arbeitsbereiches. Das führt zu einer weniger einseitigen Belastung und es werden arbeitsintegrierte Lernprozesse angeregt. Dabei können die Aufgaben lediglich an Tätigkeitsumfang erweitert werden (wie beim *job enlargement*) oder es werden durch das Wechseln auch planerische und kontrollierende Aufgabenanteile einbezogen, sodass der Entscheidungs- und Kontrollspielraum erweitert wird (wie beim *job enrichment*) (Vgl. Schaper 2021, S. 368 f.).

Ein weiterer Aspekt, der lernförderliche Arbeitsgestaltung in der Praxis fördern kann, ist der Einsatz von Gruppenarbeiten. Bei einer angemessenen Umsetzung dieses Konzeptes kommt es zum einen zur arbeitsorganisatorischen Effizienzsteigerung, da beispielsweise die Abwesenheit einzelner Mitarbeitenden gut kompensiert werden kann, zum andern ergibt sich auch eine höhere Entwicklungsbereitschaft der Gruppenmitglieder und positive Effekte auf die Qualifikationsentwicklung. Sie wirken sich also auf die Lernbereitschaft und Kompetenzentwicklung aus (Vgl. Schaper 2021, S. 369 f.).

Die Rolle der Führungskräfte bezüglich der lernförderlichen Arbeitsgestaltung verhält sich sehr ambivalent zu der im Abschnitt der Fördermöglichkeiten des arbeitsintegrierten Lernens, also, dass sie Einfluss auf die Aufgaben- und Anforderungsgestaltung nehmen. Es ist feststellbar, dass lernorientierte Führungskräfte ihren Mitarbeiter*innen dabei helfen, das lernorientierte Klima in ihrem Betrieb wahrzunehmen, jedoch bleibt noch einiges an Potenzial zur systematischen Lernförderung seitens der Führungskräfte ungenutzt (Vgl. Schaper 2021, S.370).

Die Maßnahme der lernförderlichen Laufbahngestaltung legt den Fokus auf die Einführung von Fach- statt Führungslaufbahnen sowie darauf, Angebote zu schaffen, um Mitarbeiter*innen, die aufgrund von persönlichen Zielen oder altersbedingt einen Aufgaben- oder Tätigkeitswechsel bzw. eine berufliche Weiterbildung anstreben, zu unterstützen (Vgl.

Schaper 2021, S.371). Hier sei besonders auch der Nutzen lernförderlicher Arbeitsgestaltung für eine adäquate Förderung älterer Arbeitskräfte zu erwähnen, da „durch die Gestaltung von Lernaufgaben in der Arbeit ein Lernen gefördert wird, dass ausgeht von realen Problemen und Herausforderungen, was älteren Personen entgegenkommt und z.B. situationsbezogene Lernstrategien und informelle Lernformen erfordert, die für ein effektives Lernen bei älteren Personen nachweislich günstig sind" (Schaper 2021, S.371).

Ob die Maßnahmen lernförderlich oder -hemmend wirken, liegt, wie oben bereits erwähnt, jedoch auch sehr an individuellen Eigenschaften seitens der Unternehmen und der Belegschaft. Aus diesem Grund soll in der folgenden Diskussion branchenspezifisch betrachtet werden, wie lernförderliche Arbeitsgestaltung und Konzepte zum arbeitsintegrierten Lernen aussehen könnten, wo Barrieren bestehen und wie beide Konzepte im Zusammenhang stehen. Zudem soll untersucht werden, ob eins der beiden Konzepte vielleicht leichter umzusetzen ist als das andere und woran das liegt.

4. Diskussion

Im Folgenden wird sich mit der Altenpflege genauer auseinandergesetzt, wobei zuerst die branchenspezifischen Merkmale und Besonderheiten betrachtet werden sollen, um dann die oben genannten Fördermöglichkeiten auf Anwendbarkeit und mögliche Umsetzungsbarrieren untersuchen zu können. Abschließend soll dann erarbeitet werden, ob eins der beiden Konzepte von lebenslangem Lernen vielleicht einfacher umzusetzen ist als das andere, was längerfristig wirken könnte und ob beide vielleicht in einem Zusammenhang stehen.

In der Altenpflege, also der Betreuung und Versorgung alter Menschen in Pflegeheimen und in der häuslichen Pflege, arbeiten Mitarbeitende verschiedener Qualifikationen zusammen. In dieser Arbeit liegt der Fokus auf der stationären Altenpflege, demnach der Versorgung und Betreuung alter Menschen in einer stationären Altenpflegeeinrichtung. Je nach Größe der Einrichtung gibt es hierbei unterschiedlich viele Führungsebenen und die auszuführende Arbeit sind grob unterteilt in die Bereiche der Pflege, der Betreuung, der Hauswirtschaft sowie der Verwaltung.

Nun gilt es die Fördermöglichkeiten lernförderlicher Arbeitsgestaltung und arbeitsintegrierten Lernens auf diesen Bereich anzuwenden. Zu Beginn wäre es ratsam, die oben angesprochene Lernkulturanalyse in der individuellen Einrichtung durchzuführen, damit die entsprechenden Defizite, aber ggf. auch gut umgesetzte Dimensionen betrachtet und einrichtungsspezifisch agiert werden kann. Bei der Betrachtung der Fördermöglichkeiten arbeitsintegrierten Lernens, beginnend mit der Förderung der informellen arbeitsintegrierten Lernaktivitäten, ist erkennbar, dass alle Aspekte in der Altenpflege stattfinden können, jedoch einige Aspekte durch das Tätigkeitsumfeld mehr gefördert werden als andere. Der Fokus der Förderung sollte somit vor allem auf den Aspekten Recherche und Artikulation sowie auch auf Teilaspekten, wie Konferenzen oder Projekten, liegen. Konträr dazu sind andere Bereiche, wie beispielsweise das Lernen durch das Lösen aufkommender Probleme, Teamwork, Feedback geben und erhalten, besonders in dem Berufsbild der Altengpflegefachkräfte, -helfer*innen und – assistent*innen, sowie bei den betreuenden Personen im Arbeitsalltag bereits stark integriert, da ein Grundstein der Arbeit Teamwork ist; Feedback von/an Kolleg*innen, Angehörigen und Bewohner*innen täglich gegeben wird und ebenfalls nahezu täglich neue Probleme, beispielsweise herausforderndes Verhalten bestimmter Bewohner*innen, Probleme in der Planung aufgrund von personalmangel- oder krankheitsbedingten Ausfällen, oder bei der Betreuung, weil bestimmte Angebote aufgrund von Rahmenbedingungen kurzfristig abgeändert werden müssen. Bezüglich der Microtrainings ist eine Umsetzung auch in Altenpflegeeinrichtungen denkbar, jedoch ergeben sich hier ein paar Faktoren, die beachtet werden müssen. Zum einen können in Einrichtungen, die besonders stark von Personalmangel betroffen sind, selbst 15 Minuten schon stark störend für den Arbeitsalltag sein. Dadurch werden im schlimmsten Fall die 15 Minuten nicht, wie vorgegeben, im Arbeitsalltag angesiedelt, sondern nach der Arbeit, was nicht förderlich ist, da dadurch eine höhere Belastung, aber vielleicht auch eine negative Haltung gegenüber dem Tool entsteht und das Lernen gehemmt wird. Zum anderen sind die Microtrainings hier, außer, wenn es nur die Verwaltung betrifft, nur face-to-face denkbar, da der Arbeitsalltag ausschließlich in den Pflegeeinrichtungen bzw. in Präsenz stattfindet. Zuletzt kann zu der letzten oben angeführten Fördermöglichkeit, der Rolle der Führungskräfte, gesagt werden, dass die Übernahme der Förderung arbeitsintegrierten Lernens durch die Führungskräfte, besonders in großen Einrichtungen, kleinstufiger verteilt werden sollte. Demnach sollten Pflegedienstleitungen, Wohnbereichsleitungen, Leitungen des Sozialen Dienstes, Verwaltungsleitungen etc. damit beauftragt werden und gleichzeitig darin unterstützt werden, beispielsweise durch Workshops, Weiterbildungen oder auch Konferenzen zum Austausch. Dies ist sinnvoller als die alleinige Verantwortlichkeit der Pflegeeinrichtungsleitung, da diese, besonders in großen Einrichtungen, weniger (regelmäßigen) Kontakt zu den einzelnen Mitarbeitenden pflegen kann und so weniger Einfluss auf ihre Lernbereitschaft hat.

Fördermöglichkeiten lernförderlicher Arbeitsgestaltung können in der Altenpflege seitens der arbeitsstrukturellen Veränderungen teilweise angewandt werden bzw. stoßen sie an bestimmten Stellen an ihre Grenzen. *Job enlargement*, die quantitative Ausweitung der Arbeitsaufgabe, kann in der Altenpflege, besonders seitens der Pflegekräfte, weniger hilfreich sein. Das liegt daran, dass ihr Aufgabenspektrum bereits sehr umfangreich ist und durch den Pflegekräftemangel teilweise schon kaum zu bewältigen. Wenn dieses nun noch weiter ausgeweitet wird, führt das lediglich zu einer größeren Belastung und somit zur geringeren Arbeitszufriedenheit. Die qualitative Erweiterung der Arbeitsaufgabe (*job enrichment*), also eine größere Autonomie, ist in den Einrichtungen schon sehr verbreitet. Die Arbeitskräfte planen täglich ihre Arbeit, treffen arbeitsbezogene Entscheidungen und bestimmen so das Ergebnis ihrer Arbeit, jedoch wäre es denkbar, dass sie mehr in größere Entscheidungen, die beispielsweise den gesamten Wohnbereich oder sogar die gesamte Pflegeeinrichtung betreffen, einbezogen werden. *Job rotation* in der Pflegeeinrichtung könnte beispielsweise so aussehen, dass zwei Pflegefachkräfte sich mit Medikamentenversorgung, der Wundversorgung sowie sonstigen gesundheitlichen Checks wöchentlich oder tageweise abwechseln. Ein anderes Beispiel wäre es, dass zwei Betreuungskräfte sich wöchentlich oder tagesweise bei der Durchführung von Einzel- oder Gruppenangeboten abwechseln. Das wird in vielen Einrichtungen schon durchgeführt, allerdings vermutlich eher unbewusst. In anderen gibt es jedoch auch die Realität, dass bestimmte Pflegefachkräfte nur bestimmte Aufgaben machen und andere die anderen übernehmen oder bestimmte Betreuungskräfte nur Einzelangebote oder nur Gruppenangebote machen. Hier wäre es ratsam regelmäßig zu rotieren, um der Gefahr einer sehr festgefahrenen, routinierten Abfertigung entgegenzuwirken, die aufgrund des Fehlens von Abwechslung, wechselnden Entscheidungsspielräumen und Bestrebungen des Umdenkens, das Lernen weniger fördert. Ein anderer Aspekt der Förderung lernförderlicher Arbeitsgestaltung ist die lernförderliche Laufbahngestaltung. Auch in Altenpflegeeinrichtungen kann dies angewendet werden, da es auch hier vorkommt, dass Mitarbeitende aufgrund von persönlichen Zielen oder altersbedingt einen Aufgaben- oder Tätigkeitswechsel anstreben und dabei unterstützt werden können. Das könnte beispielsweise so aussehen, dass Pflegehelfer*innen oder Pflegeassistenten*innen die Möglichkeit auf eine Ausbildung zur Pflegefachkraft gegeben wird oder Weiterbildungen angeboten werden für interessierte Mitarbeitende. Es wären auch Tätigkeitswechsel denkbar, beispielsweise, dass eine Pflegekraft aufgrund altersbedingter Einbußen, in einem hausgemeinschaftlichen Konzept, in die Hauswirtschaft oder auch in die Betreuung wechselt. Der Aspekt der Gruppenarbeit als Fördermöglichkeit ist in der Altenpflege bereits sehr ausgeprägt, der einzige

Aspekt, der in einigen Einrichtungen mehr gefördert werden könnte, wäre die Interprofessionalität, also das bessere Zusammenarbeiten zwischen den verschiedenen Berufsfeldern. Dies könnte beispielsweise durch gemeinsame Planungsrunden, Konferenzen oder Projekte gefördert werden, um so auch unter den Berufsgruppen voneinander zu lernen.

Zu erkennen ist, dass arbeitsintegriertes Lernen insgesamt einfacher umzusetzen ist für die Unternehmen, da es hier oftmals um punktuellere Anregungen, wie Microtraining, Coachings, Feedbackgespräche etc. geht, wohingegen lernförderliche Arbeitsgestaltung tiefgreifender auf die Arbeitsstrukturen einwirkt und so teilweise komplette Strukturen eines Unternehmens verändert werden müssen. Jedoch kann auch erkannt werden, dass eine lernförderliche Arbeitsgestaltung auch das arbeitsintegrierte informelle Lernen fördert und sich einige Überschneidungen in den Fördermöglichkeiten finden. Daher können beide Lernformen nicht strikt getrennt voneinander betrachtet werden, da einige Parallelen und Zusammenhänge bestehen. Es wäre daher vermutlich ratsam, um das Ausgangsproblem des Wandels der Arbeitswelt 4.0 zu lösen bzw. nicht durch dieses überholt zu werden, beide Lernformen in das Unternehmen einzuschließen und sowohl strukturverändernde Maßnahmen umzusetzen, wie beispielsweise *job enrichment, job enlargement* oder *job rotation*, und zusätzlich auch Aspekte des arbeitsintegrierten Lernens zu betrachten, wie beispielsweise das Microtraining oder die Förderung informell arbeitsintegrierter Lernaktivitäten.

5. Fazit

Zusammenfassend lässt sich festhalten, dass sich arbeitsintegriertes Lernen als auch lernförderliche Arbeitsgestaltung gut zur Bewältigung des angesprochenen Wandels der Arbeit 4.0 nutzen lassen, da durch diese das lebenslange Lernen gefördert werden kann. Um nun auf Fragestellung, wie arbeitsintegriertes Lernen und lernförderliche Arbeitsgestaltung gekennzeichnet, gefördert und auf die Altenpflege bezogen werden können, abschließend beantworten zu können, werden die einzelnen Aspekte nun zuerst für arbeitsintegriertes Lernen und anschließend für lernförderliche Arbeitsgestaltung betrachtet.

Arbeitsintegriertes Lernen ist durch die gezielte Verbindung von Arbeit und Lernen und seinem informellen Lerncharakter und gekennzeichnet. Es wird unter anderem durch Microtraining die Rolle der Führungskräfte gefördert und durch die Förderung informeller arbeitsintegrierter Lernaktivitäten. In der Altenpflege können diese Fördermöglichkeiten größtenteils auch umgesetzt werden, wobei diese jedoch an bestimmten Stellen auch auf

Barrieren stoßen könnten, die aber weniger branchenspezifisch, sondern vielmehr einrichtungsspezifisch auftreten, weil beispielsweise der Personalmangel sehr groß ist.

Lernförderliche Arbeitsgestaltung wird hingegen so gekennzeichnet, dass es Bedingungen von Tätigkeiten beschreibt, die Lernprozesse in Arbeitsalltag begünstigen bzw. schaffen. Diese lernförderlichen Bedingungen oder Merkmale wirken sich über motivationale, behaviorale und kognitive Prozesse auf kurzfristige und langfristige Lernergebnisse aus. Gefördert wird dies beispielsweise durch arbeitsstrukturverändernde Maßnahmen wie *job enlargement, job enrichment* oder *job rotation* aber auch bespielweise durch Gruppenarbeiten, lernförderliche Lebenslaufgestaltung oder den Einfluss der Führungskräfte. Die Umsetzung der Fördermöglichkeiten lernförderlicher Arbeitsgestaltung in der Altenpflege stößt auf mehr Barrieren als die Fördermaßnahmen des arbeitsintegrierten Lernens, da diese tiefer in den Strukturen ansetzen, mehr Aufwand bereiten und zur Anwendung bestimmte Rahmenbedingungen bestehen müssen, die in der Altenpflege nicht gegeben sind, wie eine gute Personalstruktur oder digitale Angebote.

Im Kontext dieses Themenbereiches kommen einige Problemstellungen auf, die mittels weiterer Erforschung dieses Themenkomplexes gelöst werden können, darunter besonders die fehlende einheitliche Begriffsverwendung. Das Ziel sollte es in der Zukunft sein, eine einheitliche Definition, bzw. eine einheitliche Verwendung der Begriffe zu schaffen, um einen Austausch zu ermöglichen und so arbeitsintegriertes Lernen und lernförderliche Arbeitsgestaltung voranzubringen. Auch die individuellere Betrachtung von Arbeits- und Tätigkeitsbedingungen sollte genauer erforscht werden, um die Lern- und Entwicklungspotenziale optimal nutzen zu können und einen guten Ausgangspunkt für die Förderung zu haben. Zuletzt sollte erforscht werden, wie die Lernformen im Arbeitsalltag dosiert werden müssten, um nicht zu einem Verbrauch der motivationalen und gesundheitlichen Ressourcen Mitarbeitender zu führen. Diese anknüpfenden Forschungsfragen bzw. Forschungsbereiche sind zukünftig von Nöten, da der Wandel Arbeit 4.0 voranschreiten wird. Es ist wahrscheinlich, dass die aktuellen Technologien überholt werden, der demografische Wandel sich weiter zuspitzt und neue Aspekte des Wandels hinzukommen, die stetiges Lernen von den Mitarbeitenden und Organisationen erfordern. Es ist daher notwendig, neue Fördermöglichkeiten arbeitsintegrierten Lernens und lernförderlicher Arbeitsgestaltung auf Basis einheitlicher Begriffsverwendungen auch branchen- und betriebsgrößenabhängig zu entwickeln.

6. Literaturverzeichnis

Bigalk, D. (2006). „Lernförderlichkeit von Arbeitsplätzen – Spiegelbild der Organisation? - Eine vergleichende Analyse von Unternehmen mit hoch und gering lernförderlichen Arbeitsplätzen". Universität Kassel, Kassel.

Brünner, A. (2007). „Lernen im Alter- aber wie? – Auf dem Weg zu einem neuen Lernverständnis". In: Gruber, E.; Kastner, M.; Brünner, A.; Huss, S.; Kölbl, K. (2007). Arbeitsleben 45plus – Erfahrung, Wissen & Weiterbildung. S. 109-127.

Dehnbostel, P. (2018). „Lern- und kompetenzförderliche Arbeitsgestaltung in der digitalisierten Arbeitswelt". In: Arbeit, Ausg. 27, Nr. 4, S. 269-294. https://doi.org/10.1515/arbeit-2018-0022

Helferich, P.S., Pleil, T. (2019). „Lebenslanges Lernen in der Digitalisierung – Veränderung als Teil der DNA eines Unternehmens". In: Bosse, C., Zink, K. (eds) Arbeit 4.0 im Mittelstand. Springer Gabler, Berlin, Heidelberg. https://doi.org/10.1007/978-662-59474-2_6

Kirchhöfer, D. (2004). „Lernkultur Kompetenzentwicklung – Begriffliche Grundlagen". Arbeitsgemeinschaft Betriebliche Weiterbildungsforschung e.V., Berlin.

Kommission der Europäischen Gemeinschaften (2000). „Memorandum über Lebenslanges Lernen: Arbeitsdokument der Dokumentationsdienststellen". Brüssel. http://www.die-bonn.de/id/745

Richter, G. (2020). „Lernen in der digitalen Transformation: Wie arbeitsintegriertes Lernen in der betrieblichen Praxis gelingt". Schäffer-Poeschel Verlag, Stuttgart.

Richter, G.; Ribbat, M.; Thomson, B. (2018). „Die Digitalisierung der Arbeit: Arbeitsintegriertes Lernen als Strategie vorausschauender Personalpolitik". In: Redlich, T.; Moritz, M.; Wulfsberg, J. P, (Hrsg.) (2018). Interdisziplinäre Perspektiven zur Zukunft der Wertschöpfung. S. 219-232.

Richter, G.; Mühlenbrock, I.; Ribbat, M. (2018). „Lernförderliche Arbeitsgestaltung in der Sachbearbeitung – eine Aufgabe für Team- und Gruppenleitungen?". In: Arbeit, Ausg. 27, Nr. 4, S. 317-343.

Rump, J. & Eilers, S. (2017) „Auf dem Weg zur Arbeit 4.0". IBE-Reihe. Springer Gabler, Berlin, Heidelberg. https://link.springer.com/book/10.1007/978-3-662-49746-3

Schaper, N. (2021). „Lernförderliche Arbeitsgestaltung und selbstgesteuertes Lernen in der Arbeit – Stand der Forschung und Entwicklung". In: Richter, G. (Hrsg.) (2021). Arbeit und Altern. S.355-386.

Seufert, S. & Meier, C. (2016). „Informelles Lernen mit digitalen Medien in Unternehmen". In: Rohs, M. (Hrsg.). Handbuch informelles Lernen, Wiesbaden: Springer, S. 547-566.

Vries, P.; Brall, S.; Lukoch, H. (2009) „Fokussierung, Strukturierung und Vernetzung informellen Lernens in Unternehmen". In: Bildungsforschung, Ausg. 6, Nr. 1, S. 121-137.

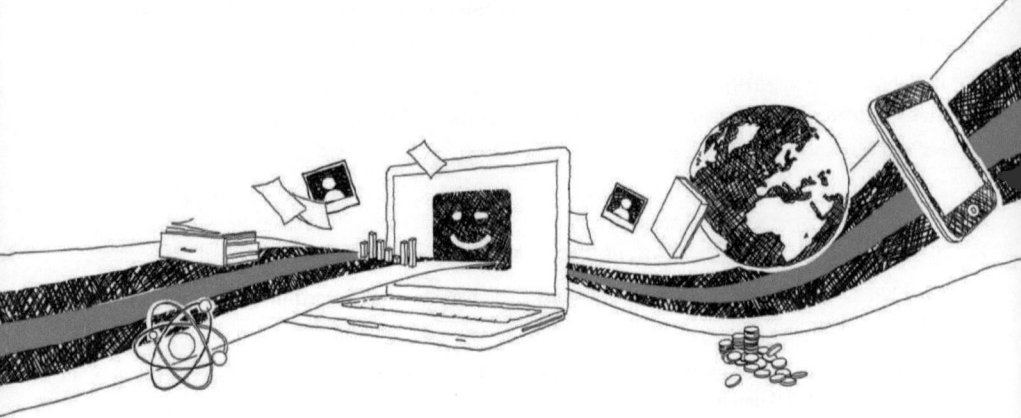
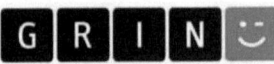